Manuale del corridore principiante In italiano/ Beginner Runner's Manual In Italian

Una Guida Completa Per iniziare come Corridore o Jogger

Indice

che possono accadere loro dopo aver intrapreso le informazioni qui descritte.

Inoltre, le informazioni nelle pagine seguenti sono intese solo a scopo informativo e dovrebbero quindi essere considerate universali. Come si addice alla sua natura, è presentato senza garanzia per quanto riguarda la sua validità prolungata o la qualità provvisoria. I marchi citati sono fatti senza il consenso scritto e non possono in alcun modo essere considerati un'approvazione da parte del Titolare del marchio.

Introduzione

Congratulazioni per aver acquistato *il manuale del corridore novizio: una guida completa per iniziare come corridore o Jogger* e grazie per averlo fatto.

I seguenti capitoli discuteranno come si può iniziare a correre o a fare jogging, e forniranno molte informazioni che vi motiveranno a uscire e iniziare a correre. Il libro inizia spiegando come il jogging può trasformare la tua vita in più modi di quanto ti aspetti. Si procederà poi a spiegare l'arte della corsa, e ciò che è necessario fare per assicurarsi di diventare un grande corridore.

Continuando a leggere, scoprirai i modi per trovare il tempo per le tue sessioni di corsa. Imparerete le ragioni per cui gli scienziati e i medici professionisti incoraggiano le persone a prendere la corsa. Scoprirete anche modi per diventare un corridore migliore, spingendo oltre i vostri limiti e stabilendo nuovi record per voi stessi.

Imparerete come scegliere l'abbigliamento adeguato per le vostre sessioni di corsa, e scoprirete come creare il vostro programma come corridore e come fare miglioramenti incrementali come corridore. Scoprirete anche perché la nutrizione è importante per i corridori, e quali alimenti dovreste mangiare per migliorare le vostre prestazioni. Infine, scoprirete modi per ridurre le possibilità di infortunarsi, ma imparerete anche a conoscere gli infortuni comuni tra i corridori e i modi per trattare e gestire tali infortuni.

Ci sono molti libri sul mercato che parlano di corsa e jogging, quindi grazie per aver scelto questo. Abbiamo fatto ogni sforzo per assicurare che questo libro sia pieno di informazioni utili che ti aiuteranno a raggiungere grandi cose come corridore, quindi per favore goditelo!

Capitolo 1: Come Correre Può Trasformare La Vostra Vita

La corsa è la forma più naturale di allenamento che si può prendere. È facile da fare, e non richiede di spendere un sacco di soldi per comprare attrezzature complesse o pagare un costoso abbonamento in palestra. La corsa è una delle poche attività che può effettivamente influenzare la tua vita e trasformarla in meglio.

Correre vi renderà molto più sani, e migliorerà la qualità della vostra vita per molto tempo a venire. Eseguendo un paio di volte ogni settimana, è possibile ottenere un sacco di benefici per la salute. Dicono che una mela al giorno terrà lontano il medico, ma la verità è che la corsa può fare un lavoro molto migliore per realizzarlo.

Correre vi renderà più felici. Gli scienziati ora sanno che la corsa provoca alcune reazioni chimiche che eliminano le emozioni negative e le sostituiscono con quelle positive. Vedremo la spiegazione scientifica di questo fenomeno più avanti nel libro, ma vale la pena notare che la corsa è un sollievo dallo stress per il quale non dovete pagare nulla.

Quando si inizia a correre, si trasforma anche il proprio carattere nel processo. La corsa vi insegna ad essere più responsabili e ad essere più metodici nel vostro approccio alla maggior parte delle cose della vita. La corsa è un'attività intensa che richiede molta disciplina, ma coloro che la intraprendono e vi si attengono imparano un'abilità importante che si applica ad altri aspetti della loro vita. Quando imparate a rendere conto delle vostre sessioni di corsa, diventate anche più responsabili nel vostro lavoro e nella vostra vita personale.

Correre vi insegna ad essere ambiziosi. Quando si inizia a correre da principianti, si diventa più in forma con il tempo, e si è spinti a conquistare i propri limiti e diventare un corridore migliore. Questo avrà l'effetto di migliorare la vostra autostima e la vostra fiducia nella vostra capacità di realizzare molte più cose. Con ogni miglio che correte, sarete più convinti di poter fare cose più grandi. Mentre spingete i vostri limiti come corridori, sentirete anche il bisogno di fare lo stesso con tutto il resto e questo vi aiuterà a raggiungere cose che non avreste mai immaginato di poter fare.

Correre vi aiuta anche a trasformarvi in una versione migliore di voi stessi. Una volta che avrete iniziato a correre, non sarete più il tipo che passa innumerevoli ore a guardare video online. Non sarete il tipo che ha paura dei compiti fisicamente impegnativi. Sarete il corridore che sfida i propri limiti ogni giorno. Quell'effetto positivo rimarrà con voi, e vi trasformerà in una persona nuova, una persona che conquista tutte le cose.

Correre vi trasformerà in un ottimista. Man mano che aumenterete la vostra capacità di correre e che batterete i record che vi siete imposti, comincerete ad avere una visione più positiva delle cose. Guarderete indietro a quello che pensavate di non poter fare qualche settimana fa e lo paragonerete a quello che avete fatto, e vi renderete conto che siete capaci di molto di più. Quell'ottimismo infetterà altri aspetti della vostra vita. Se c'è un progetto al lavoro che pensavate di non poter gestire, ora inizierete a pensare che forse tutto quello che dovete fare è fare un tentativo. Se c'erano altri obiettivi personali che avevate paura di perseguire, inizierete a guardarli da un lato più luminoso. Non sarà nemmeno un ottimismo cieco, perché i tuoi risultati come corridore serviranno come prova vivente che puoi essere molto meglio di quanto pensavi all'inizio.

Correre cambierà anche il modo in cui le persone vi percepiranno. Dopo aver corso per un po', la gente comincerà a notare che sei più magro, più energico, più gioviale e più amichevole. Il modo in cui le persone vi percepiscono è importante perché influenza il modo in cui vi trattano. I vostri colleghi di lavoro cominceranno a mostrarvi più rispetto. I membri della vostra famiglia cominceranno ad avere più fiducia in voi, e alla fine, tutti si fideranno del vostro giudizio molto più di prima.

Quindi, non perdere l'opportunità di trasformare la vostra vita. Continuate a leggere, e scoprirete tutto quello che c'è da sapere per diventare un grande corridore.

Capitolo 2: correre è un'arte, trattala Come uno

Correre sembra facile e viene naturale a tutti noi, ma se volete farlo come una regolare attività di fitness, dovete trattarlo come una forma d'arte. Questo significa che dovete essere consapevoli di come correte, e dovete essere attenti a tutte le parti del corpo che sono coinvolte nel processo. Questo è il modo migliore per assicurarsi di raccogliere tutti i benefici della corsa, tra cui una maggiore forza muscolare e una maggiore resistenza cardiovascolare. I corridori professionisti imparano ad avere un approccio artistico alla corsa, prestando attenzione a tutte le parti del corpo e assicurandosi che siano utilizzate correttamente.

La corsa coinvolge molte parti del corpo, tra cui la testa, le spalle, le braccia, le mani, il torso, i fianchi, le ginocchia, le gambe e i piedi. Guarderemo come ognuna di queste parti del corpo dovrebbe essere posizionata o utilizzata mentre si procede con i movimenti di corsa.

Come Posizionare la Testa mentre si Corre

È facile supporre che la corsa riguardi solo la metà inferiore del corpo, ma il fatto è che se si vuole inchiodare l'arte della corsa, è necessario valutare tutto il corpo, dall'alto in basso, a partire dalla testa. Per prima cosa, mentre correte, ricordate che la vostra testa deve essere eretta e che dovete guardare dritto davanti a voi. Quando si corre, ci si stanca naturalmente e si è tentati di inclinare il mento verso l'alto o verso il basso. Dovreste tenere a mente la posizione della vostra testa per tutto il tempo, e dovreste ricordare a voi stessi di non inclinare la testa.

Se il vostro sguardo è concentrato davanti a voi, sarete in grado di mantenere la postura corretta, e questo farà bene al vostro collo. La testa deve essere allineata con il collo e con la colonna vertebrale. Quando si inizia a correre, specialmente quando si va veloce, si sente naturalmente l'impulso di mettere la testa leggermente più avanti rispetto al resto del corpo, il che rovinerà l'allineamento tra la testa, il collo e la colonna vertebrale. Se volete controllare se la vostra testa è posizionata correttamente durante la corsa, provate a fare un controllo mentale e vedere se le vostre orecchie sono perfettamente in linea con la vostra spalla. Se non lo sono, significa che avete inclinato la testa più avanti, e dovreste riposizionarla.

Come Posizionare le Spalle mentre Correte

Nella nostra vita quotidiana, passiamo innumerevoli ore chinati sui nostri computer, telefoni o scrivanie, quindi siamo abituati a mettere le nostre spalle nella posizione sbagliata. Quando fate jogging, dovreste fare attenzione alla posizione delle vostre spalle. Invece di piegarvi, dovreste aprire le spalle. Provate a tirare la schiena, come se cercaste di spingere le scapole più vicine nella parte posteriore. Ai corridori viene detto di spingere le spalle indietro e il petto in avanti perché così facendo, possono aumentare significativamente sia la loro resistenza che la loro velocità. Se correte in posizione ingobbita, sarete molto più lenti e vi stancherete molto prima.

Non muovere le spalle nello stesso modo in cui muovi il busto. Un errore che fanno molti corridori di armature è che cercano di muovere ogni spalla con la gamba corrispondente. Il movimento corretto della spalla dovrebbe essere: se fai un passo avanti con la gamba sinistra, la tua spalla destra dovrebbe spostarsi in avanti, e così la tua spalla sinistra dovrebbe essere dietro insieme alla tua gamba destra. Il contrario è vero quando si fa un passo avanti con la gamba destra. Questo concetto sembra un po' confuso soprattutto quando lo fai per la prima volta, ma con un po' di pratica, sarai in grado di perfezionarlo.

Come Posizionare le Braccia mentre si Corre

La posizione e i movimenti delle braccia possono avere un grande impatto su quanto velocemente si corre e quanto presto ci si stanca dalla corsa. Se mettete le vostre braccia nella posizione sbagliata, potrebbero sentirsi pesanti dopo un po', e potrebbero rallentarvi. Se muovete le braccia nel modo sbagliato, potrebbero rovinare il vostro equilibrio, e spenderete molta energia per cercare di ristabilire l'equilibrio durante la corsa, quindi vi stancherete abbastanza velocemente. Per posizionare correttamente le braccia, assicuratevi che la parte inferiore delle braccia sia ad un angolo di 90 gradi dal busto. Inoltre, mentre vi muovete, assicuratevi che il movimento delle vostre braccia sia limitato alla zona tra il mento e i fianchi. Spostare le braccia dal mento ai fianchi aiuta la propulsione del corpo, e questo può aiutare ad andare avanti molto più velocemente.

Le vostre braccia non dovrebbero essere in una posizione larga. Infatti, dovreste tenere i gomiti il più vicino possibile al busto. Molti corridori non allenati tendono a far puntare i gomiti verso l'esterno mentre corrono. Questa è una brutta cosa perché significa che le vostre braccia saranno in una posizione trasversale rispetto al vostro corpo, e questo vi rallenterà. Mantenendo la posizione corretta del braccio, sarete in grado di ottenere lo slancio di cui avete bisogno. Per aiutarvi a mantenere le braccia nella giusta posizione, dovreste allenarvi immaginando che ci sia una linea che attraversa il centro del vostro corpo e cercando il più possibile di evitare che le vostre mani attraversino quella linea immaginaria.

Cosa Fare con le Mani mentre Si Corre

Assicurati che le tue mani siano rilassate mentre corri. Può sembrare minore, ma è estremamente importante, e può fare molta differenza per le tue prestazioni come corridore. Volete concentrare tutta l'energia del vostro corpo verso la corsa, e quando stringete le mani, sprecate parte di quell'energia. Questo consiglio è più importante per gli atleti professionisti che per i principianti che cercano di mantenersi in forma. Se il vostro obiettivo principale è quello di bruciare più energia possibile, potrebbe non essere molto utile per voi, ma se volete partecipare a una gara, diciamo una mezza maratona nella vostra zona, dovreste assolutamente tenerlo a mente.

Per mantenere le mani rilassate, puoi provare a immaginare di avere qualcosa di fragile tra l'indice e l'anulare, e poi puoi provare ad allentare le dita in modo da non schiacciare qualsiasi cosa tu stia tenendo.

La Forma Corretta per il Vostro Busto

Il vostro busto è estremamente importante quando correte perché è la vostra fonte di energia. Quando siamo coinvolti nella maggior parte delle attività faticose, attingiamo al nostro nucleo, che è essenzialmente la parte inferiore del torso. Nella corsa, l'importanza del nucleo va oltre l'essere la fonte della forza. È anche la posizione del vostro centro di gravità. Quindi, di tutte le parti del corpo di cui parleremo in questo capitolo, dovreste fare dell'allenamento del tronco una delle vostre maggiori priorità se volete abbracciare completamente l'arte della corsa.

Per posizionare correttamente il busto, bisogna sempre mantenere la spina dorsale dritta e cercare di allungarla mentre si corre. Vi troverete naturalmente a cercare di schiacciare la colonna vertebrale, ma dovreste combattere questo impulso. Quando la vostra colonna vertebrale è dritta e allungata, sarete in grado di sfruttare l'energia elastica che si genera ogni volta che calpestate il suolo, e questo vi aiuterà ad andare avanti molto più velocemente. Dovreste anche cercare di stringere il vostro nucleo in modo da poterne trarre forza e mantenere l'equilibrio. Cercate il più possibile di incanalare la forza dal tronco mentre correte, invece di usare solo la forza delle gambe.

Cosa Fare con i Fianchi mentre Si Corre

Mentre correte, dovreste usare i fianchi per appoggiarvi alla corsa. Non volete tenere i fianchi completamente eretti perché questo può ridurre la lunghezza dei passi che fate e può rallentarvi. Inclinarsi in avanti può aiutarvi a correre più velocemente, ma dovete ricordare che l'inclinazione deve provenire dai fianchi e non dalle spalle. Essenzialmente, ciò significa che quando vi muovete in avanti mentre correte, le parti del vostro corpo dalla testa al torso (cioè le parti che sono sopra i fianchi) dovrebbero essere un po' in avanti rispetto alla posizione dei fianchi. Questo vi darà uno spazio per usare i vostri fianchi come parte del Gluteus Maximus, e vi aiuterà a evocare più potenza che potete poi incanalare in ogni falcata che fate. Se inclinate la parte superiore del corpo in avanti rispetto alla posizione delle anche e se usate la cerniera dell'anca per appoggiarvi nella corsa, sarete in grado di utilizzare i vostri glutei in modo più efficiente, e questo può fare molta differenza in termini di velocità e resistenza.

Come Posizionare le Ginocchia durante la Corsa

Mentre correte, dovreste cercare di fare in modo che le vostre ginocchia siano allineate alla parte centrale dei vostri piedi. L'idea è che ogni volta che uno dei vostri piedi colpisce il pavimento, dovrebbe essere posizionato proprio sotto il ginocchio. Inoltre, mentre correte su un percorso che è relativamente piatto, volete evitare di sollevare le ginocchia vicino o oltre l'angolo di 90 gradi perché questo vi costringerebbe a spendere molta energia (di nuovo, questo potrebbe andare bene se state correndo per scopi di fitness, ma dovreste usare la forma corretta se volete padroneggiare l'arte della corsa).

Durante la corsa, vi stancherete e sarete tentati di mischiare le carte invece di correre davvero (il termine mischiare si riferisce a un'azione in cui la gente corre sollevando a malapena i piedi da terra). Se vi trovate a rimescolare, dovete provare a sollevare le ginocchia un po' più in alto. Questo farà sì che i vostri piedi siano sollevati da terra per un tempo leggermente più lungo, così sarete in una posizione migliore per riallineare le ginocchia alla parte centrale dei vostri piedi. È una cosa difficile da fare quando si è stanchi, ma con un po' di pratica, ci si abituerà. Dovete anche assicurarvi che le vostre ginocchia stiano direttamente davanti ai vostri fianchi ad ogni passo. Prendete nota mentalmente di evitare di piegare le ginocchia o di girare le ginocchia verso l'interno.

Come Usare le Gambe Durante la Corsa

Prima di tutto, è importante capire che tutti noi abbiamo modi diversi di usare le gambe mentre corriamo. Sarebbe sbagliato supporre che il passo di tutti sia lo stesso. Tuttavia, tutti i corridori dovrebbero cercare di rendere i loro stinchi perpendicolari al terreno mentre scendono ad ogni passo. Affinché la parte inferiore della gamba colpisca il terreno con un angolo corretto, dovete ottenere il vostro passo giusto - se tendete a fare il passo con il tallone, la tibia sarà ad un angolo in avanti dal terreno, e se tendete a fare il passo con le dita dei piedi, la tibia sarà ad un angolo all'indietro dal terreno. In ogni caso, quelle non sono le posizioni corrette per i corridori. Vi renderanno più suscettibili agli infortuni.

Se i vostri piedi atterrano a terra mentre il vostro stinco è perpendicolare, sarete in grado di sincronizzare il movimento di tutte le vostre articolazioni delle gambe, e potreste usare questo a vostro vantaggio per spingervi oltre. Facendo atterrare i piedi correttamente, farete in modo che tutte le vostre 3 articolazioni delle gambe lavorino in armonia come ammortizzatori, e saranno in grado di creare abbastanza energia per aumentare il vostro prossimo passo.

Cosa Fare con i Piedi

Potete usare i vostri piedi per salire a terra come volete. Ma la cosa importante da ricordare è che dovreste usarli per spingere da terra quando iniziate il passo successivo. Non basta usare le ginocchia per sollevare i piedi da terra. Spingere con i piedi aiuta a spingere ulteriormente.

Anche se va bene colpire il terreno con la parte dei piedi con cui ci si sente più a proprio agio, molti esperti concordano che la palla del piede è la parte ottimale per colpire il terreno mentre si corre. Questo perché è una parte indurita con meno ossa fragili e senza articolazioni dirette che potrebbero ferirsi. Tuttavia, se sentite che preferite colpire il terreno con altre parti dei vostri piedi, potreste ottenere delle scarpe sicure che vi proteggeranno dalle lesioni.

Capitolo 3: Trovare il Momento Giusto per le Sessioni di Corsa

Potreste aver preso in considerazione la possibilità di fare jogging per un po', ma vi è sempre sembrato di non riuscire a trovare il tempo giusto per farlo. In molti casi, le vere ragioni per cui pensiamo sempre di essere troppo occupati per fare esercizio sono che ci manca la motivazione per iniziare, abbiamo paura di iniziare qualcosa di nuovo, associamo l'esercizio al dolore, o pensiamo che l'intera esperienza non sarà piacevole. Il fatto è che quando si fa qualcosa come priorità, e quando si è convinti che è estremamente importante, si sarà sempre in grado di spostare altre cose e trovare il tempo per farlo. Ecco come potete trovare il momento giusto per la vostra sessione di corsa:

Annotare un Piano di Esecuzione

Avrete notato che quando mettete le cose per iscritto, esse diventano più reali, e sentite un impulso più profondo a portarle a termine. Se avete intenzione di fare jogging da un po' e non riuscite mai a farlo, potreste darvi una spinta scrivendo quando e dove avete intenzione di farlo. Potete scriverlo nel vostro diario o programmarlo nel vostro calendario. Quando date un'occhiata al vostro programma per quel particolare giorno, e vedrete che c'è un intervallo di tempo fisso che avete assegnato al jogging, e la vostra reazione naturale sarà quella di iniziare a prepararvi mentalmente per quella sessione. Quando finalmente arriva il momento della sessione, sarà più probabile che tu esca davvero a fare jogging. Se non riuscite a portarlo a termine, il fatto di averlo mancato vi darà fastidio e sentirete il bisogno di rimediare. Programmare la sessione di corsa è efficace perché toglie tutte le scuse dall'equazione, quindi non ci sarà più nulla dietro cui nascondersi.

Trascorrere Meno Tempo a Fissare gli Schermi

Ci sono molti studi che dimostrano che tendiamo a passare molte ore a guardare video, sia in televisione, sul nostro computer o sul nostro smartphone. Uno studio condotto negli Stati Uniti ha scoperto che l'adulto medio passa 6 ore a guardare video ogni giorno! E' davvero un sacco di tempo. Ora, potreste non essere una di quelle persone che passano innumerevoli ore a fissare lo schermo, ma è probabile che passiate almeno un paio d'ore ogni due giorni a guardare qualcosa. Ora, potreste non essere una di quelle persone che passa innumerevoli ore a fissare lo schermo, ma è probabile che passiate almeno un paio d'ore ogni due giorni a guardare qualcosa.

Rendere la Corsa Parte della Vostra Vita Sociale

Parte della ragione per cui continuiamo a rimandare le nostre sessioni di corsa è che mangia nei nostri piani sociali. Nessuno vuole sacrificare il tempo che passa con i suoi amici per andare a correre. Ma chi dice che socializzare e correre debbano essere interessi contrastanti? È molto possibile trasformare le tue sessioni di corsa in eventi sociali. Per cominciare, potete convincere alcuni dei vostri amici a fare jogging, così invece di mettere su calorie insieme al pub, potete perderle insieme sulla pista da corsa. Ora, quando chiedete per la prima volta ai vostri amici di rinunciare alle cose divertenti e di iniziare invece a correre, questo potrebbe rendervi un po' impopolari nella vostra cerchia sociale, ma è probabile che anche loro abbiano lottato con l'idea di iniziare un programma di allenamento, e potreste essere sorpresi di scoprire che avete qualche discepolo che è disposto a unirsi a voi subito.

Fare della Corsa un'Abitudine Mattutina

Se volete trasformare la corsa in un'abitudine, vi sarà più facile farlo se la programmate come parte della vostra routine mattutina. Svegliarsi un po' prima per inserire una sessione di corsa nelle vostre mattine non sarà facile all'inizio, ma vi abituerete, e potreste anche iniziare a farlo con il pilota automatico. Il fatto è che le cose tendono a cambiare molto durante il giorno, quindi è più facile per te rimandare una sessione di corsa se l'hai programmata per il pomeriggio o per la sera. Quando fissate la vostra sessione per la mattina, c'è quasi zero possibilità che succeda qualcos'altro e vi costringa a rimandare. Inoltre, correre al mattino è vantaggioso perché aumenta la tua energia per tutta la giornata, e aumenta le tue prestazioni e la tua produttività.

Delegate Alcune delle Vostre Responsabilità

Assicuratevi che la vostra famiglia, il vostro partner o i vostri coinquilini capiscano che correre è davvero importante per voi e che devono contribuire a far funzionare il vostro piano. Se avete dei lavori in casa che vi impediscono di trovare il tempo per fare jogging, potete delegarli ai vostri figli (questo insegnerà loro un po' di responsabilità e darà loro l'opportunità di guadagnare una paghetta). Se siete il capo al lavoro, chiedete ad alcuni dei vostri subalterni di coprirvi mentre vi prendete un'ora libera ogni due giorni per infilare una sessione di corsa.

Mette un Tapis Roulant davanti alla TV

Se fate del vostro meglio per trovare il tempo per correre ma non ci riuscite, potrebbe essere saggio investire in un tapis roulant. Il vantaggio di avere un tapis roulant è che è molto flessibile. Si può usare in qualsiasi momento della giornata o anche nel bel mezzo della notte. Se non riuscite a rinunciare al vostro tempo sullo schermo, potrebbe essere possibile integrare la vostra sessione di corsa in quel tempo di schermo mettendo un tapis roulant di fronte alla televisione. Immaginate di tornare a casa dal lavoro la sera tardi dopo una giornata in cui siete dovuti andare in ufficio alle prime luci dell'alba. L'unico tempo che avete è quell'ora che passate a recuperare le notizie del giorno o a guardare il vostro programma notturno preferito prima di andare finalmente a letto. Se è tutto quello che avete, potete ancora farlo funzionare. Basta mettere il tapis roulant davanti alla TV e correre mentre si guarda il programma.

Capitolo 4: I Benefici Scientifici del Jogging

C'è una ragione per cui si continua a sentire i medici professionisti che dicono alla gente di correre più spesso. Ci sono molti benefici scientifici che derivano dal jogging. Questi benefici si diffondono in tutti gli aspetti della vostra vita. Forse correte principalmente per diventare più in forma, ma senza saperlo, in realtà state migliorando la vostra vita in decine di altri modi. Ecco alcuni dei più importanti benefici scientifici della corsa e del jogging:

La Corsa Contribuisce alla Perdita di Peso e alla Riduzione del Rischio di Obesità

Questo beneficio è abbastanza ovvio, ma vale ancora la pena menzionarlo: correre può aiutare a perdere peso, e può ridurre le possibilità di essere obesi. Una persona che pesa circa 200 libbre può essere in grado di bruciare oltre 800 calorie correndo per circa un'ora. Questo significa che se corri regolarmente, potresti essere in grado di perdere qualche chilo ogni mese e questo potrebbe essere esattamente quello che ti serve per evitare l'obesità. Se unite una dieta sana, la corsa e altre forme di esercizio, potreste benissimo perdere molto peso. La corsa è vantaggiosa come esercizio di perdita di peso perché ha un alto tasso di post-combustione (questo è dove il tuo corpo continua a bruciare calorie anche dopo aver finito l'allenamento).

Correre Aumenta La Vostra Acutezza Mentale

Ci sono molte prove scientifiche che dimostrano che la corsa può aumentare l'acutezza mentale e migliorare le prestazioni del cervello. Infatti, le persone che fanno jogging regolarmente tendono ad avere prestazioni migliori di quelle che non lo fanno nei test di memoria. I neuroscienziati credono che la corsa promuova effettivamente la generazione di nuove cellule nervose, il che migliora le capacità motorie delle persone e l'acutezza mentale generale. C'è anche la prova che la corsa può aiutare a prevenire le condizioni che causano il declino della memoria e di altre funzioni cerebrali. Se correte di più in gioventù, avrete meno probabilità di avere il morbo di Alzheimer e la demenza quando sarete molto più vecchi.

La Corsa Può Aiutare Ad Alleviare Lo Stress

Quando correte, il vostro corpo produce ormoni del benessere che aumentano il vostro umore e riducono lo stress e l'ansia. Le endorfine sono note per alleviare lo stress e ridurre il rischio di avere emicranie e mal di testa da tensione. Quando correte, la frequenza cardiaca aumenta. Questo aumento della frequenza cardiaca ha l'effetto di riparare le parti del cervello che sono state influenzate negativamente da esperienze stressanti. Inoltre, psicologicamente parlando, quando correte nella natura, sarete in grado di liberare il vostro cervello, respirare un po' d'aria fresca e liberarvi da qualsiasi pensiero stressante.

La Corsa è Legata al Ridotto Rischio di Cancro

Ci sono alcune ricerche che mostrano che la corsa può ridurre il rischio di alcune forme di cancro. Gli studi hanno indicato che il jogging regolare (o anche la camminata a passo veloce) può abbassare il rischio di cancro al seno di circa il 14%. Inoltre, ci sono più di 150 altri studi là fuori che dimostrano che il rischio di vari tipi di cancro si riduce quando le persone iniziano a correre e altri tipi di esercizi.

Correre Vi Protegge dalle Malattie Cardiovascolari

Probabilmente avete sentito parlare delle maratone "heart run", o avete sentito il chirurgo generale che incoraggia le persone a correre di più per ridurre il rischio di malattie cardiache. Le malattie cardiovascolari sono le principali cause di morte in tutto il mondo, quindi non date per scontato che non ne sarete colpiti. Uno studio recente ha dimostrato che i corridori hanno il 45% di probabilità in meno di morire a causa di malattie cardiovascolari. Inoltre, le persone che corrono regolarmente, anche per meno di dieci minuti, possono ridurre il rischio di malattie cardiovascolari di circa la metà.

Correre Aumenta il Vostro Livello di Felicità

Può non sembrare così quando si è nel mezzo di un'intensa sessione di corsa, ma correre rende effettivamente le persone più felici, e ci sono prove scientifiche che lo dimostrano. Gli studi hanno dimostrato che l'esercizio ha l'effetto di alleviare l'ansia, alleviare la depressione e ridurre lo stress, il tutto energizzando il corpo e rendendoti più gioviale. Probabilmente avete sentito parlare del termine "Lo sballo del corridore". Si riferisce a un senso di euforia che si verifica a causa del rilascio di endorfine dopo aver corso per un po'. Quando si ha a che fare con tutti i tipi di problemi stressanti, compresi i problemi di relazione personale, i problemi sul lavoro, ecc, si può essere in grado di migliorare il proprio umore e ritrovare la calma se si prende un po' di tempo per uscire a correre.

La Corsa Può Aiutare a Ridurre l'Insonnia e Altri Problemi Legati al Sonno

Avete difficoltà ad andare a dormire ogni sera? Soffrite di altre condizioni legate al sonno? Bene, secondo prove scientifiche, la corsa ha l'effetto di promuovere la qualità del sonno. In primo luogo, se correte durante il giorno, sarete più stanchi di notte e vi sarà più facile addormentarvi. Quando siete eccitati durante il giorno mentre vi allenate, questa energia tende a dissiparsi nel momento in cui andate a letto, quindi il vostro corpo sentirà il bisogno di ringiovanirsi riposando. Se non siete rinvigoriti durante il giorno, l'energia repressa sarà ancora nel vostro corpo quando andrete a dormire, e questa potrebbe essere la causa della vostra insonnia. I problemi di sonno possono anche essere un risultato dello stress, e poiché la corsa riduce lo stress, potrebbe anche contribuire a un sonno migliore in modo indiretto.

Correre Aumenta La Vostra Aspettativa Di Vita

La corsa è considerata uno dei modi più efficaci per aumentare la durata della vita e per contribuire a migliorare la qualità della vita che si vive. Ci sono molti studi che testimoniano questo fatto. Uno studio dell'Università di Stanford ha esaminato i dati di due interi decenni e ha scoperto che le persone che corrono regolarmente vivono più a lungo di quelle che non lo fanno. Infatti, di tutte le persone che hanno partecipato a quello studio, l'80% di quelli che erano corridori sono ancora vivi, mentre nella categoria dei non corridori, solo il 65% è ancora vivo. Questa è una differenza enorme che non dovrebbe essere trascurata. La prossima volta che siete fuori a fare jogging, dovreste ricordare che in realtà state correndo per la vostra vita.

Capitolo 5: Come Spingere al Limite e Sfidare i Vostri Limiti come Corridore

Proprio come qualsiasi altra attività di fitness che si deve eseguire ogni giorno, la corsa può diventare monotona, e si può finire per rimanere bloccati in una routine e non riuscire a migliorare o a spingere i propri limiti. Il fatto è che molte persone iniziano a correre come attività e rimangono fedeli alla loro routine, solo per scoprire che settimane o addirittura mesi dopo non hanno migliorato la loro velocità o la loro resistenza. Questo perché, proprio come in qualsiasi altra attività, anche noi possiamo rimanere bloccati nella nostra zona di comfort come corridori.

Per crescere come corridore, devi fissare degli obiettivi che siano raggiungibili, e devi sforzarti di fare miglioramenti graduali in relazione alla tua velocità e alla tua resistenza con il passare dei giorni. In questo capitolo parleremo di consigli e trucchi che possono aiutarvi a sfidare i vostri limiti come corridori, in modo da poter raggiungere livelli più alti di fitness.

Imparare a Rimanere Positivi durante le Corse

La vostra capacità di superare i vostri limiti dipende dal vostro atteggiamento. Se avete un atteggiamento positivo, sarete in grado di ottenere la forza mentale per andare avanti anche quando il vostro corpo vi sta dicendo di rinunciare. Ci sono un sacco di consigli e trucchi che vengono utilizzati da atleti professionisti e persone che svolgono attività fisicamente impegnative. Potete provarli uno per uno, e poi, potete decidere di adottare quelli che ritenete più adatti a voi.

Il primo trucco è quello di usare mantra e affermazioni positive mentre si corre. Dovete continuare a ripetere una frase nella vostra testa per mantenervi motivati durante tutta la corsa. Il mantra che scegliete dovrebbe essere breve, positivo e autoaffermativo. Potete usare frasi come " sì, posso " o " continua così ". È possibile personalizzare il proprio mantra in qualcosa che si trova stimolante. Per esempio, potete prendere una sezione della vostra citazione preferita sul duro lavoro o sulla persistenza e usarla come mantra. Dovete coordinare i vostri canti di mantra con il vostro modello di respirazione in modo che agisca come un tempo che può aiutarvi a fare il passo mentre fate jogging. Se avete corso per un po', svilupperete naturalmente un modello di respirazione ritmica. Provate a ripetere il mantra nella vostra testa tra un respiro e l'altro e fate uno sforzo cosciente per credere veramente nella premessa del vostro mantra. Prima che ve ne rendiate conto, correrete un po' più a lungo o un po' più velocemente.

Il secondo trucco è quello di rivisitare le situazioni del passato in cui hai raggiunto certi obiettivi attraverso lo sforzo fisico. Avete qualche ricordo simile a cui potete attingere? Per esempio, se avete fatto parte di una squadra sportiva ai tempi della scuola, cercate di ricordare gli scenari in cui avete dovuto veramente sforzarvi per ottenere una sorta di vittoria. Ricordate quanto sia stato difficile per voi farlo. Ricordate quanto siete stati tentati di smettere. Ricordate quanto duramente avete combattuto la voglia di smettere. Infine, ricordate quanto eravate felice quando avete vinto. Se non avete una storia atletica a cui attingere, potete provare a usare i ricordi di altri tipi di difficoltà che si sono trasformati in vittorie. Quando ricordate a voi stessi quanto sono state dolci le vittorie passate, vi sentirete più motivati a continuare anche quando le cose diventano particolarmente difficili. In effetti, se vi impegnate davvero in questo esercizio mentale, potreste anche iniziare a godere del vostro dolore! Vi renderete conto che con ogni passo doloroso, siete un passo più vicini al dolce sapore della vittoria.

Il terzo trucco è quello di concentrare la mente sui veri motivi per cui si esegue in primo luogo. Mentre correte, e mentre cercate di spingere attraverso il dolore, è naturale che i pensieri negativi comincino a spuntare nella vostra testa. Per esempio, comincerete a pensare a quanto vi fanno male le gambe e a quanto vi brucia il petto. Potete spingere questi pensieri fuori dalla vostra mente concentrandovi sulle vere ragioni per cui state correndo, in primo luogo. State correndo per migliorare la salute del vostro cuore in modo da poter vivere più a lungo? Correte perché volete mettervi in forma per impressionare qualcuno che vi piace? Correte perché siete naturalmente competitivi e volete mostrare il vostro atletismo? Non importa se la vostra ragione per correre è nobile o vana. Il fatto è che prima di iniziare a correre, eravate convinti che il dolore della corsa fosse un compromesso utile per qualsiasi guadagno sperato. Lo scopo di questo esercizio mentale è quello di ricordarvi questa convinzione, per farvi andare avanti verso il vostro obiettivo.

La musica è anche nota per motivare le persone, e per farle continuare a correre anche quando sono doloranti e stanche. Prima di andare a correre, potete creare una speciale playlist di canzoni che trovate particolarmente motivanti. Potrebbe essere il testo o il ritmo della canzone che vi ispira - non importa, basta che sia il tipo di musica che vi tiene su di giri e vi ispira. È possibile cambiare il tipo di canzoni che si ascoltano durante la corsa a seconda dell'obiettivo che si sta cercando di raggiungere. Se volete correre più velocemente, le canzoni in levare possono aiutarvi a prendere il ritmo. Se volete correre più a lungo (per esempio se vi state allenando per una maratona), potreste usare canzoni che hanno un ritmo un po' più lento ma che sono comunque ispiratrici. Alcune persone trovano che gli audiolibri e i podcast siano utili quando si corre su lunghe distanze, quindi puoi provarli per qualche sessione per vedere se possono funzionare anche per voi.

La mente umana è progettata per cercare ricompense, quindi puoi usare questa spinta innata per ingannare il tuo corpo a spingere oltre i suoi limiti. Prima di iniziare a correre, dovreste decidere che alla fine della corsa, vi premierete in un modo molto specifico. La vostra ricompensa potrebbe essere qualsiasi cosa che desiderate veramente. Forse potrebbe essere una bevanda energetica fredda, un bagno rinfrescante o una bella colazione. Quando la corsa si fa dura, dovreste iniziare a pensare a quella ricompensa, e dovreste considerare la corsa che state facendo come un piccolo ostacolo che dovete superare per arrivare a quella ricompensa. Se state correndo nella natura, è possibile costruire delle ricompense nel percorso che state facendo. Per esempio, se state correndo su una piccola collina, potreste pensare alla vista panoramica dalla cima della collina come ricompensa.

Infine, per rimanere positivi, potete cercare l'aiuto di altri corridori. Potete trovare un compagno di corsa con cui allenarvi, e potreste trasformare le vostre sessioni di corsa in piccole competizioni per tenervi motivati a vicenda. Potreste anche unirvi a un gruppo più grande di corridori e fare le vostre sessioni insieme. È facile arrendersi o limitarsi se si corre da soli, ma quando si è in compagnia, si sente il bisogno di spingersi oltre, perché nessuno vuole apparire debole davanti agli altri. Se correte in un gruppo, tutti cercheranno di tenere il passo con gli altri e, alla fine, vi renderete tutti migliori corridori. Ricordate che se volete veramente spingere i vostri limiti, dovreste correre con un gruppo che è più avanzato di voi, non con uno che è al vostro livello.

Continuate a Far Progredire la Vostra Routine e a Renderla più Impegnativa

Per essere in grado di spingere i vostri limiti, dovete costantemente cambiare la vostra definizione di ciò che è la vostra capacità normale. Per esempio, se all'inizio consideri una sessione di corsa normale per voi di 3 miglia, nelle settimane successive, man mano che la vostra resistenza e velocità aumentano, dovreste ridefinire la vostra sessione di corsa standard. Non potete spingervi a continuare a migliorare se la vostra definizione di base non cambia nel tempo. La vostra filosofia qui dovrebbe essere che "il record di oggi è lo standard di domani".

Se volete migliorare come corridori, dovete tenere un registro delle vostre attività di corsa. Si può avere un quaderno speciale per questo scopo, ma in questi giorni, ci sono così tante app per il fitness sul mercato, e si può usare una di queste per tenere registrazioni accurate delle vostre attività di corsa. Assicuratevi di annotare le date, le distanze che avete corso e i vostri tempi di corsa. Tenendo dei registri, sarete in grado di dire se state facendo dei miglioramenti, se siete stagnanti o se state regredendo. Sarete quindi in grado di identificare i modi per apportare miglioramenti. Per esempio, se notate che le vostre velocità sono più basse durante certi giorni della settimana, scoprite perché, e cercate di trovare un modo per rendere le vostre sessioni di corsa durante quei giorni più produttive.

Dovete creare degli obiettivi che siano ragionevoli e raggiungibili. Guardate i vostri record del mese scorso e trovate il vostro miglior tempo di corsa durante quel periodo. Ora, nelle prossime settimane e mesi, il vostro obiettivo primario sarà quello di eguagliare o battere quel tempo. Questo è un obiettivo ragionevole per voi perché sapete per certo che potete correre così velocemente, e perché capite che sforzandovi un po' di più di quanto avete fatto in passato, non sarebbe troppo difficile per voi battere quel record. Gli obiettivi di corsa non devono necessariamente essere incentrati sul tempo. Potete provare a usare altri parametri per migliorare. Per esempio, se siete in grado di correre cinque miglia ogni giorno, potete fissare un nuovo obiettivo in cui cercate di correre la stessa distanza, ma lungo un percorso che è più collinoso di quello abituale.

Qualsiasi obiettivo può sembrare insormontabile se lo si guarda come una grande unità. Quindi, dovreste cambiare la vostra prospettiva e cercare di suddividere una lunga corsa in una serie di corse più brevi. Per esempio, se state facendo una corsa di 10 miglia, potete pensarla come una corsa di 5 miglia, seguita da una corsa di 2 miglia, poi un paio di corse di 1 miglio e infine un paio di corse di mezzo miglio. Dovete pensare alla vostra corsa come a una serie di obiettivi minori che dovete realizzare lungo la strada mentre vi muovete verso un obiettivo molto più grande. Mentalmente, questo vi permette di far sentire una lunga corsa più gestibile, ma come corridore, vi aiuta anche a fare una strategia. Per esempio, potreste correre velocemente durante alcune sezioni e rallentare per riprendere fiato durante altre. In questo modo, sarete in grado di andare più lontano di quanto pensavate possibile.

Potete anche spingere i vostri limiti come corridori imparando a conservare l'energia mentre correte. Continuando a correre, si noterà che si incontra sempre un ritardo quando si raggiunge un certo punto. Questo spesso significa che non avete regolato correttamente il modo in cui vi state esercitando durante i pochi minuti che portano a quel punto. Durante le sessioni di corsa successive, quando state per raggiungere quel punto di ritardo, dovreste rallentare leggermente ma continuare a correre. Potreste essere sorpresi di scoprire che invece di rimanere indietro al vostro solito punto, siete in grado di mantenere un ritmo impressionante per una distanza molto più lunga.

Infine, per sfidare se stessi, è necessario cambiare le condizioni in cui si corre. Per esempio, se di solito corri al mattino, potrebbe provare a correre nel pomeriggio quando fuori fa un po' più caldo. Se siete abituati a correre su un sentiero asfaltato, potreste provare a correre nella natura. È possibile spingere il proprio limite e sfidare i propri confini semplicemente rendendo le condizioni in cui si corre un po' più difficili.

Capitolo 6: Come Selezionare Attrezzatura da Corsa

Quando si investe nel giusto tipo di attrezzatura da corsa, si avranno sessioni di corsa più produttive. Questo perché l'attrezzatura giusta può rendere le vostre corse molto più comode e sicure, e può aumentare le vostre prestazioni atletiche. Di tutta l'attrezzatura da corsa che acquisterete, le vostre scarpe da corsa saranno le più importanti. Discuteremo in dettaglio come trovare le scarpe da corsa giuste, e poi vedremo anche come selezionare altri tipi di attrezzi da corsa.

Scegliere le Giuste Scarpe da Corsa

È più probabile che vi facciate male mentre correte se indossate il tipo di scarpe sbagliato. Dovreste scegliere le scarpe giuste in base al vostro passo. Se visitate un ortopedico o se andate in un negozio di abbigliamento sportivo professionale, possono essere in grado di determinare che tipo di scarpa avete bisogno, in base a come il vostro piede prona o rotola verso l'interno ogni volta che la gamba colpisce il suolo mentre correte. Se il vostro piede prona troppo, o se non prona abbastanza, siete a maggior rischio di lesioni. La scarpa da indossare sarà decisa dopo che lo specialista avrà esaminato il vostro passo.

Anche se ci sono aspetti tecnici per selezionare una scarpa da corsa perfetta, ci sono ancora alcune cose che potete capire da soli senza bisogno dell'aiuto di un professionista. For instance, you can ensure that the upper part of the shoe that you select is shaped just like your feet. Anche quella parte dovrebbe essere abbastanza liscia quando la si tocca. Il collare della caviglia della scarpa (cioè la parte superiore del lato posteriore della scarpa) dovrebbe essere ben imbottito in modo da fornire supporto alla parte posteriore del tallone, e si dovrebbe fare in modo che non esponga quella parte del piede a lesioni. L'imbottitura del collare della caviglia dovrebbe anche essere rivestita di materiale morbido in modo che non irriti il tendine d'Achille mentre corri.

La sella delle scarpe deve anche adattarsi perfettamente al piede, e deve essere in grado di fissare il piede in modo che non si senta come se stesse scivolando via mentre si corre. La casella della punta della scarpa non dovrebbe premere troppo forte sulle dita dei piedi, ma dovrebbe dare alle dita abbastanza spazio per diffondersi e flettersi in modo naturale. Inoltre, la scatola delle dita dei piedi non dovrebbe premere le dita dei piedi insieme, né verticalmente né orizzontalmente.

La suola esterna della vostra scarpa determinerà quanto saranno comode le vostre corse e quanto saranno durevoli le vostre scarpe. Dovrebbe essere fatto di materiali molto resistenti, preferibilmente di gomma. Il materiale in questione dovrebbe anche fornire abbastanza trazione per voi mentre correte.

L'intersuola della scarpa è il materiale in schiuma che riempie lo spazio tra la suola esterna e quella interna. In una scarpa da corsa adeguata, questa parte dovrebbe essere molto spessa, e dovrebbe avere adeguate proprietà di assorbimento degli urti. Dovrebbe essere più spesso nella zona del tallone che nella parte anteriore della scarpa, e dovrebbe agire per aumentare l'ammortizzazione, così come la stabilità.

Una scarpa da corsa deve avere una caduta dal tallone alla punta in modo che possa sostenere il tuo peso correttamente e ridurre lo stress che si verifica nelle parti più deboli del tuo piede. Infine, è necessario ottenere un sacco di calzini di alta qualità o fodera di calzini per andare con le scarpe e assicurarsi che si cambia ogni giorno.

Altri Articoli di Cui Avrete Bisogno per le Vostre Sessioni di Corsa

Dopo aver trovato le scarpe giuste, è necessario trovare altri attrezzi da corsa, compresi i vestiti che indosserete e gli accessori di cui avrete bisogno mentre correte. Quando si tratta di selezionare l'abbigliamento giusto per le vostre sessioni di corsa, volete assicurarvi di indossare abiti che siano leggeri, comodi e adatti al tempo. Non c'è bisogno di avere capi di abbigliamento stravaganti e costosi che si vedono nei film o nelle pubblicità sportive. Finché l'abbigliamento che indossate è comodo e traspirante, siete a posto. Non vestitevi pesantemente quando fuori fa caldo e non vestitevi leggeri quando fuori fa freddo. Cerca di evitare di indossare pantaloni troppo stretti (a meno che non siano traspiranti) perché possono renderti meno comodo mentre corri. A parte questo, potete indossare praticamente tutto quello che volete.

In questi giorni, ci sono un sacco di accessori che possono tornare utili quando si corre. Molti corridori portano con sé dei monitor cardiaci per vari motivi. Se è importante dal punto di vista medico, il vostro medico potrebbe raccomandarvi di portare con voi un cardiofrequenzimetro in modo da poter tenere traccia dei vostri livelli di sforzo. Potete anche portare con voi un cardiofrequenzimetro per ragioni non mediche, soprattutto se vi piace raccogliere molti dati sulle vostre sessioni di corsa.

Potrebbe anche essere necessario un orologio in esecuzione. Gli orologi da corsa non sono così costosi, e non hanno nemmeno bisogno di essere fantasiosi. Finché si può dare un'occhiata all'orologio di tanto in tanto e sapere quanto bene si sta facendo in termini di tempo, l'orologio servirà il suo scopo.

Alcuni corridori amano portare con sé iPod o lettori mp3 per poter ascoltare musica o podcast mentre corrono. Se lo fate, assicuratevi di farlo ancorare in qualche modo in modo da non doverlo tenere in mano. Portare oggetti nelle mani mentre si corre può distrarre, e può influenzare le prestazioni.

Potete anche indossare degli occhiali da sole mentre correte per proteggere i vostri occhi dalle luci forti, dai raggi UV o anche dalla polvere. Se si sceglie di fare questo, assicuratevi di ottenere il tipo di occhiali da sole sportivi che sono legati verso il basso in modo che non dovrete continuare a riaggiustare tutto il tempo.

Grazie alle nuove tecnologie, ora è possibile usufruire di dispositivi come Fitbits per monitorare molti parametri che sono legati alla tua corsa. Potreste voler acquistare tali dispositivi perché vi renderanno molto più facile valutare le vostre sessioni di corsa e capire quali aree necessitano di miglioramento.

Capitolo 7: Come I Principianti Dovrebbero Strutturare Una Sessione Di Corsa Di Un'Ora

Come principiante, prima di strutturare la vostra sessione di corsa di un'ora, dovete prima valutare il vostro livello base di forma fisica. I principianti variano nella loro capacità di correre perché hanno diversi livelli di fitness, che sono determinati dal tipo di attività che facevano prima di iniziare a correre. Se vi siete allenati molto prima di decidere di iniziare a correre, potreste essere in grado di iniziare a un livello più alto rispetto a qualcuno che si è appena alzato dal divano per la prima volta.

Per accomodare le diverse capacità dei diversi principianti, esamineremo il programma di allenamento di un'ora che potrebbe essere usato dai principianti assoluti, e poi esamineremo il programma che potrebbe essere usato dai principianti che hanno già un notevole livello di fitness.

Ricordatevi che questi programmi non sono scritti nella pietra: si suppone che fungano solo da guida per voi, o una sorta di quadro su cui potete basare il vostro piano molto più personalizzato. Ai fini della distinzione, chiameremo i principianti che non si sono allenati "principianti assoluti". Per quanto riguarda coloro che iniziano a correre quando sono già un po' in forma fisicamente, li chiameremo "principianti in forma".

Programma di Allenamento per Principianti Assoluti

Si può dire che siete un principiante assoluto se non siete in grado di correre per dieci minuti continui, ad un ritmo intermedio. Quando si lascia indovinare che tipo di principianti sono, molte persone assumono che sono principianti in forma, perché il loro ego non permette loro di considerare la possibilità che potrebbero essere principianti assoluti.

Vi consigliamo di fare un test per determinare in quale categoria rientrate.. Andate fuori o salite su un tapis roulant e cercate di correre a un ritmo intermedio per dieci minuti continui. Se siete in grado di farlo, allora dovreste saltare questa parte e passare immediatamente alla sezione "principianti in forma" di questo capitolo. Tuttavia, se si scopre che non si può correre per 10 minuti, si dovrebbe iniziare con questa sezione.

Non c'è vergogna nell'ammettere a se stessi che si è un principiante assoluto. Infatti, il modo migliore per imparare è iniziare dal fondo del programma. Se sopravvalutate le vostre capacità e iniziate con un programma troppo avanzato per voi, sarete stressati per tutto il tempo e potreste essere tentati di abbandonare.

Quindi, per aiutarvi a creare il vostro programma di un'ora, ecco un esempio di come potete strutturare una sessione di allenamento di un'ora per principianti assoluti:

Il programma dovrebbe durare 4 settimane, e ogni settimana dovrebbe avere 3 sessioni di allenamento. Si vuole spaziare le 3 sessioni di corsa durante la settimana in modo da avere un giorno di riposo tra ogni sessione. All'inizio, farete un piano "cammina e corri", che prevede l'alternanza tra una camminata a passo veloce e qualche minuto di corsa.

Per la prima settimana, dovreste iniziare ogni sessione con un riscaldamento di base. Prova a fare qualche salto se puoi e prova a fare un po' di jogging sul posto per sciogliere i muscoli. Si dovrebbe poi allungare tutto il corpo per ridurre il rischio di lesioni. Questo è importante perché gli infortuni sono molto comuni tra i principianti, e può essere molto scoraggiante se ti sei infortunato durante la tua prima settimana da corridore. Dopo aver finito lo stretching, dovresti iniziare la tua sessione con una camminata veloce di dieci minuti.

Dopo aver camminato per dieci minuti, si dovrebbe fare jogging lentamente per un minuto intero, e poi passare a camminare velocemente per il minuto successivo. Dovreste continuare a ripetere il minuto di camminata e il minuto di jogging in ordine alternato per la maggior parte del resto della vostra sessione fino a quando non dovrete raffreddarvi.

Ci aspettiamo che il riscaldamento duri cinque minuti, lo stretching dieci minuti e il resto della sessione di "corsa e camminata" circa 45 minuti. Dovreste risparmiare gli ultimi cinque minuti di quei 45 minuti per un cool down perché, di nuovo, volete ridurre il rischio di lesioni. Quando fate jogging per un minuto e camminate per il minuto successivo, il minuto di jogging sarà il vostro allenamento, e il minuto di camminata sarà un riposo (anche se, dato il ritmo veloce della camminata, servirà a mantenere alta la vostra frequenza cardiaca senza stancarvi). Il punto di questo tipo di programmazione è quello di sfruttare il modello di allenamento a intervalli.

Durante la seconda settimana di allenamento, fai il tuo riscaldamento e lo stretching come al solito, e poi inizia con una camminata di dieci minuti proprio come hai fatto nella prima settimana. Tuttavia, quando arrivi alla parte di jogging, questa volta dovresti farlo a intervalli di 2 minuti. Correre a un ritmo lento per 2 minuti, poi camminare a un ritmo veloce per i prossimi 2 minuti. Dovreste continuare a ripetere gli intervalli di 2 minuti fino a quando non sarete esausti o fino a quando avrete finito l'allenamento. Dovreste ricordarvi di risparmiare i 5 minuti alla fine della vostra sessione di allenamento per il cool down.

Durante la terza settimana, si dovrebbe fare più o meno la stessa cosa per quanto riguarda il riscaldamento, lo stretching e il raffreddamento. Tuttavia, dovreste cambiare il vostro jogging a 3 minuti, mantenendo le pause di camminata a 2 minuti. Il punto di questo è di passare più tempo a fare jogging e meno tempo a camminare su una base incrementale. Dato che siete all'inizio del vostro allenamento di corsa, dovete solo andare il più lontano possibile, e va bene se non siete in grado di finire le sessioni all'inizio.

Durante la quarta settimana, tutto ciò che farete prima e dopo la corsa rimane lo stesso, ma dovreste spostare i vostri intervalli a 5 minuti per il jogging e 2 minuti per la camminata. Man mano che si migliora, si dovrebbe continuare con lo stesso schema per vedere fin dove si può arrivare. Alla fine, il vostro obiettivo finale sarà quello di correre per l'intero periodo di tempo con solo una singola pausa di 2 minuti a piedi nel mezzo della sessione di corsa.

Una volta terminate le prime quattro settimane di allenamento, si dovrebbe continuare con il resto delle sessioni, seguendo la stessa procedura. Quando arrivate all'ultima sessione di questo programma di allenamento (cioè quella con una sola pausa di camminata), dovreste fare quella sessione per una settimana, e poi nelle settimane successive, dovreste cercare di aumentare continuamente il vostro ritmo di jogging.

Infine, quando vi sentirete ancora più a vostro agio, liberatevi di quella pausa di 2 minuti e correte per 30 minuti interi senza dovervi fermare. In questo caso, la vostra sessione sarà di cinque minuti di riscaldamento, dieci minuti di stretching, dieci minuti di camminata, 30 minuti di jogging e 5 minuti di raffreddamento. Se riuscite a fare questo comodamente, il vostro allenamento come principiante assoluto sarà completo, e potrete ora passare alla categoria dei principianti in forma.

Programma di Allenamento per Principianti in Forma

Se vi siete allenati in altri modi, e se avete un notevole livello di fitness, per cominciare, potreste essere in grado di iniziare a correre a un livello più avanzato rispetto ai principianti assoluti, quindi il vostro programma di corsa potrebbe essere più rigoroso di quello di qualcuno che non si è mai allenato.

Forse avete fatto un po' di allenamento di forza in palestra e avete raggiunto un livello considerevole di resistenza. Forse avete pedalato la sera e nei fine settimana, quindi i vostri muscoli delle gambe sono abbastanza sviluppati. Forse avete nuotato per divertimento diverse volte alla settimana, quindi il vostro sistema cardiovascolare è forte. Qualunque sia l'attività fisica in cui siete coinvolti, potreste essere abbastanza in forma da saltare il corso per "principianti assoluti". Dovreste fare il test di corsa di 10 minuti per vedere se siete già in grado di gestirvi. Se riuscite a correre per dieci minuti a un ritmo intermedio senza bruciarvi completamente, allora siete qualificati per allenarvi secondo il programma fit beginner.

Proprio come il programma per principianti assoluti, anche questo prevede sia la corsa che la camminata, ma poiché è più intenso, include anche periodi di riposo. I periodi di riposo sono necessari per abbassare il rischio di lesioni e per ridurre la fatica e lo stress. In questo programma, vi allenerete per 6 giorni su 7 ogni settimana, e vi prenderete un giorno per recuperare. Tuttavia, è importante notare che non tutte le sessioni di allenamento coinvolgeranno la corsa. Infatti, all'inizio del programma, ci sono giorni in cui tutto quello che dovete fare è solo camminare.

Durante la prima settimana, dovreste iniziare la vostra sessione di allenamento di un'ora il primo giorno con un riscaldamento di cinque-dieci minuti, poi dovreste passare altri dieci minuti a fare stretching. Una volta finito lo stretching, si dovrebbe correre per trenta minuti. Per la prima settimana, va bene fare jogging lentamente per tutti i 30 minuti. Potete camminare solo per un paio di minuti, proprio nel mezzo della vostra corsa (a partire dai 14 minuti). Tuttavia, è preferibile spingere fino alla fine dei 30 minuti, anche se devi farlo a un ritmo lento.

Il secondo giorno della prima settimana, dovreste iniziare con il riscaldamento e fare stretching come al solito, ma poi dovreste camminare per il resto della sessione di un'ora. Noterete che rispetto al programma per principianti assoluti, invece di saltare un giorno tra le sessioni di corsa, i principianti in forma devono camminare durante quei giorni. Per il resto della prima settimana, dovreste fare la sessione di corsa e la sessione di camminata in ordine alternato, eccetto per l'unico giorno in cui dovete fare una pausa.

La vostra seconda settimana di allenamento sarà esattamente la stessa della prima settimana, tranne per il fatto che potrete provare ad aumentare il vostro ritmo di corsa se vi sentite più a vostro agio con esso. Tuttavia, durante la terza settimana di allenamento, dovreste iniziare a introdurre un elemento di distanza nel vostro programma di corsa di un'ora. Invece di correre solo per un determinato periodo di tempo (in molti casi

30 minuti), si dovrebbe cercare di correre per una distanza specifica. Ad esempio, invece di fare jogging per 30 minuti, provate a fare jogging per 2 miglia.

Quando inizierete a incorporare questo cambiamento nel vostro programma di corsa, potreste rendervi conto che all'inizio passerete più tempo a correre rispetto all'ora che avete destinato a ogni sessione. Se avete un'agenda fitta di impegni dopo la vostra sessione di corsa, potreste accorciarla e tenere un registro di quanta distanza non siete riusciti a coprire. Continuate a cercare di aumentare il vostro ritmo ad ogni sessione successiva, fino a quando sarete in grado di coprire la distanza richiesta nella vostra sessione di allenamento. Se il vostro calendario è aperto per le ore successive alla vostra sessione di corsa, potreste aggiungere qualche minuto alla vostra sessione e cercare di coprire il resto della distanza. Come corridore, dovete costruire sia la vostra velocità che la vostra resistenza, quindi non dovreste concentrarvi solo su uno di questi aspetti.

Per rendere il vostro programma di allenamento di un'ora più significativo, potreste fissare un obiettivo che dovete raggiungere quando finite il vostro programma di allenamento. Per esempio, potreste decidere di iscrivervi a una gara di 5K 3 mesi dopo aver iniziato il vostro primo allenamento, e potreste lavorare progressivamente per costruire la vostra capacità come corridore in modo da essere in grado di realizzare quell'obiettivo. Infatti, molti principianti hanno scoperto che allenarsi verso un obiettivo specifico li mantiene più motivati e concentrati, e aumenta le loro probabilità di diventare grandi corridori.

Dovreste usare uno dei programmi che abbiamo discusso qui per strutturare le vostre sessioni di allenamento di un'ora. Voi vi conoscete meglio di chiunque altro, e sapete quali obiettivi avete in mente come corridore, quindi nessuno è nella posizione migliore per progettare un programma di corsa per principianti per voi. Assicuratevi solo che il programma che create abbia livelli incrementali di difficoltà, e che mentre lo seguite, continuate a spingere e a sfidare voi stessi per essere un corridore migliore.

Capitolo 8: Requisiti Dietetici per i Corridori Principianti

Come corridore, dovete ricordare che una corretta alimentazione è estremamente importante, dato che sarete costantemente impegnati in attività fisicamente faticose. Ciò significa che dovete considerare attentamente l'effetto che ogni alimento che includete nella vostra dieta avrà sul vostro corpo. In questo capitolo, discutiamo i requisiti alimentari che tutti i corridori principianti devono tenere a mente.

Cosa Dovresti Mangiare Prima di Correre

Dovete rifornire adeguatamente il vostro corpo prima di uscire a correre. Fondamentalmente, avete bisogno di ricaricare le riserve di glicogeno del vostro corpo in modo da avere abbastanza energia per la vostra corsa. Il tipo di cibo che dovreste mangiare prima della corsa dipende dalla distanza che avete intenzione di coprire durante la sessione di quel giorno. Se avete intenzione di fare una breve corsa, mangiare prima non è poi così importante. Tuttavia, se avete intenzione di fare una sessione di corsa prolungata, potreste voler assicurarvi di avere le riserve di energia necessarie per coprire quella distanza.

Se fate un'intensa corsa a lunga distanza a stomaco vuoto, potrebbe avere un effetto netto negativo sulla vostra forma fisica, perché il vostro corpo potrebbe iniziare a scomporre i muscoli per creare l'energia che dovete spendere durante l'esercizio. Prima di una breve corsa, si può semplicemente prendere un frutto all'uscita. Una banana, una mela o una manciata d'uva possono essere sufficienti per darvi una spinta di energia per una breve corsa. Se non volete mangiare frutta, potete fare uno spuntino sano prima della corsa breve. Un pezzo di pane tostato o un solo muffin saranno sufficienti. In alternativa, potete anche mangiare metà di una barretta energetica per avere quella spinta energetica.

Se state andando a correre più a lungo, è importante fare il pieno di alimenti ricchi di carboidrati perché queste sessioni di corsa tendono a bruciare molta energia. Tuttavia, assicuratevi di mangiare carboidrati complessi e non semplici. Fonti comuni di carboidrati complessi includono cibi integrali, farina d'avena, ecc. Si vuole essere sicuri di mangiare cibi che non siano troppo raffinati, perché il processo di raffinazione tende a sbarazzarsi della fibra. Avete bisogno di cibi ricchi di fibre per le corse a lunga distanza perché la fibra tende a scomporsi molto più lentamente, il che significa che il glucosio dal cibo sarà rilasciato nel flusso sanguigno a un ritmo lento ma costante, e questo vi darà abbastanza energia per sostenervi per la durata della corsa.

Dovreste anche aggiungere un po' di proteine e grassi sani nel vostro pasto pre-allenamento. Vi aiuteranno a sentirvi più sazi e quindi più comodi durante la vostra corsa. Tuttavia, non fatelo eccessivamente, perché questi due tipi di alimenti tendono a scomporsi abbastanza lentamente e non vi saranno di grande aiuto durante la vostra sessione di corsa (in termini di spinta energetica). Infatti, se mangiate molti cibi grassi prima di andare a correre, potreste avere dei disturbi allo stomaco, e questo potrebbe influenzare le vostre prestazioni là fuori.

Infine, se mangiate prima di andare a correre, assicuratevi di farlo un'ora o almeno mezz'ora prima di iniziare effettivamente l'esercizio. Questo darà al vostro corpo il tempo necessario per iniziare a digerire il cibo. Se mangiate poco prima di andare a correre, il vostro corpo reindirizzerà grandi volumi di sangue verso l'intestino per aiutare il processo di digestione, e questo influenzerà le vostre prestazioni come corridore.

Si Dovrebbe Mangiare o Bere Mentre si Corre?

Se state correndo su una breve distanza, non c'è assolutamente bisogno di mangiare o bere qualcosa durante la corsa. Tuttavia, se state avendo una sessione di lunga durata, potreste voler avere un piano su come rimanere energizzati e ben idratati durante tutta la sessione. Potete portare una bottiglia d'acqua in uno zaino in modo da poter prendere dei sorsi d'acqua mentre correte nella natura. Se ne sentite il bisogno, potete diluire un po' di glucosio nell'acqua in anticipo in modo che possa darvi un po' di energia extra durante la vostra corsa a lunga distanza. In alternativa, potete portare una bottiglia di una bevanda ricca di elettroliti se non volete bere acqua. Alcuni corridori portano vari tipi di caramelle morbide con loro durante la corsa, ma se lo fai, devi stare attento a non esagerare.

Cosa Mangiare Dopo la Corsa

Dopo aver finito la vostra sessione di corsa, dovreste mangiare cibi che vi aiutano a recuperare dalla corsa. Qualsiasi pasto voi scegliate, assicuratevi che abbia dei carboidrati e delle proteine. I carboidrati vi aiuteranno a riempire le vostre riserve di glicogeno, che saranno esaurite, soprattutto se avete appena finito una sessione di corsa su lunga distanza. I carboidrati vengono digeriti piuttosto rapidamente, quindi vi aiuteranno a riempire le vostre riserve di energia molto più velocemente. Le proteine, d'altra parte, aiuteranno a riparare i muscoli che possono essere stati danneggiati o angosciati durante la corsa.

Cosa Includere nella Vostra Dieta Durante il Periodo di Allenamento

Una volta che avete iniziato l'allenamento, dovete assicurarvi di mangiare una dieta ben bilanciata ogni singolo giorno. Dovreste anche assicurarvi di consumare tutti i vostri pasti e di non saltarne nessuno. Volete essere in grado di mantenere la vostra forza in ogni momento, non solo quando state per uscire a correre. Questo perché il processo di corsa causa un sacco di sofferenza al corpo, e i muscoli sono sempre in modalità di riparazione tutto il giorno, quindi è necessario fornire loro i nutrienti di cui hanno bisogno per riparare e crescere. Per fare in modo che la vostra dieta sia ben equilibrata, dovreste sempre pianificare i vostri pasti in anticipo. Va bene prendere degli integratori se sentite che ci sono delle sostanze nutritive di cui non state ottenendo abbastanza dalla vostra dieta, ma ricordate che è sempre meglio ricavare tutte le vostre sostanze nutritive da cibi reali.

Capitolo 9: Come Diventare il Miglior Corridore che si Possa Essere

Per diventare il miglior corridore che si possa essere, bisogna migliorare continuamente in tutte le aree, compresa la velocità, la disciplina, la resistenza e l'efficienza. In definitiva, non si tratta di essere più veloce di altre persone; si tratta davvero di raggiungere il tuo massimo potenziale come corridore e vivere con la consapevolezza che ogni volta che si mette su quelle scarpe da corsa, e si sta dando il 100%. Qui ci sono consigli importanti che dovreste seguire se volete diventare il miglior corridore che potete essere:

Studiate I Corridori Più Esperti

Non potete dare il meglio di voi stessi come corridori se non vi prendete il tempo per imparare a farlo correttamente, e uno dei modi migliori per imparare a correre è studiare i corridori affermati. C'è un corridore professionista che si considera il vostro modello di ruolo?

Certo, non state cercando di entrare alle Olimpiadi, ma potete comunque imparare molto da coloro che sono i migliori nella corsa. Se volete essere più bravi nella corsa su lunga distanza, cercate i nastri dei vincitori di maratone e ascoltate cosa dicono su quanto duramente lavorano, dove trovano la motivazione e quali sono i loro segreti per il successo.

Potete anche guardare i nastri delle gare, preferibilmente quelli con i commenti degli allenatori professionisti, per imparare le migliori tecniche che sono usate dai corridori a livello professionale. Se tenete d'occhio gli atleti che riescono a fare grandi cose in pista, le vostre sessioni di allenamento non vi sembreranno più così insopportabili, e comincerete a credere che anche voi potete essere molto meglio di quanto pensavate inizialmente. Questa convinzione può motivarvi e spingervi a nuove altezze.

Siate Disciplinati e Deliberati nella Vostra Pratica

Per essere il miglior corridore che si possa essere, bisogna essere disciplinati, e bisogna essere molto deliberati nella pratica. Dovreste fare un programma di allenamento e seguirlo religiosamente. Qualunque cosa accada, non saltate le vostre sessioni di corsa. Infatti, l'unica cosa che dovrebbe tenerti lontano dalla corsa dovrebbe essere un infortunio (e anche in quel caso, non dovresti prendere troppi giorni di riposo).

Dovreste anche prepararvi psicologicamente a correre in circostanze difficili. Se piove durante il vostro allenamento, non è una scusa per saltarlo. Indossate un impermeabile e battete il marciapiede. Sentirete un senso di realizzazione ancora maggiore dopo quella sessione. Se dovete viaggiare in un'altra città per lavoro, o se dovete andare in vacanza, questo non è un motivo per saltare le sessioni di corsa. Assicuratevi di mettere in valigia le vostre scarpe da corsa e cercate di cercare alcuni dei migliori percorsi di corsa quando arrivate a destinazione. Sarete sorpresi di rendersi conto che siete più motivati a correre a causa del cambiamento di scenario.

Iscrivetevi Ai Concorsi

Il modo migliore per sapere se siete vicini al vostro vero potenziale come corridore è quello di iscriversi a qualche gara. Di solito, potete iscrivervi a una gara qualche mese prima dell'evento effettivo, e potete ristrutturare le vostre sessioni di corsa e trasformarle in sessioni di allenamento per la gara imminente. Se avete iniziato come principianti e correte da un po', potete provare a testare le vostre nuove capacità di corridori iscrivendovi a una gara di 5K. Se siete un po' più avanzati, potete iscrivervi a una 10K o anche a una corsa molto più lunga. Non vi iscrivete a queste gare perché state cercando di vincere, lo fate perché volete solo avere quel senso di realizzazione quando finalmente tagliate il traguardo. Se davvero partecipate a una gara e la completate, sarete più sicuri e più motivati come corridori.

Provate Esercizi Di Velocità

Se siete migliorati in termini di distanza che coprite durante le sessioni di corsa, potete migliorare cambiando le cose di tanto in tanto e provando esercizi di velocità. Se vivete in una zona con terreno collinare, provate a fare uno sprint su per la collina mentre vi cronometrate. Fatelo almeno una volta alla settimana. Con ogni tentativo successivo, il vostro obiettivo dovrebbe essere quello di battere il record precedente. Dovreste anche provare a correre su una pista vera e propria e cronometrarvi. Come corridore, è importante continuare a sfidare i propri tempi migliori.

Dovreste sapere quanto velocemente potete correre un singolo giro di pista, quanto tempo vi servirebbe per correre un singolo miglio, o quanto è veloce il vostro sprint dei 100 metri. Un modo per diventare un corridore più veloce è provare a correre a tempo. Il modo migliore per farlo è usare una canzone in levare per impostare il ritmo. Mettete una canzone veloce sul vostro iPod e cercate di correre al ritmo di quella canzone il più a lungo possibile. Più vi esercitate, più la vostra velocità migliorerà.

Aumentare il Tempo di Pratica man mano che si Acquisisce Esperienza

Se avete iniziato con sessioni di corsa di un'ora e vi trovate a vostro agio a correre per tutto il tempo coprendo una distanza considerevole, dovreste intensificare le cose aumentando il tempo di pratica. Se continuate a crescere come corridori, alla fine supererete la sessione di un'ora, e avrete bisogno di più tempo per sessione per spingere davvero i vostri limiti. Se non riuscite a trovare del tempo extra durante la settimana, potete provare ad allungare le vostre sessioni durante il fine settimana in modo che possiate davvero essere in grado di esplorare i limiti esterni delle vostre capacità di corsa.

Capitolo 10: Tecniche di Prevenzione degli Infortuni e di Recupero che Ogni Corridore Dovrebbe Conoscere

Essendo un'attività fisica, la corsa è intrinsecamente pericolosa, e quindi quando la si intraprende, si dovrebbe fare tutto il possibile per proteggersi dagli infortuni. Tuttavia, nonostante i vostri sforzi, potreste ancora infortunarvi a causa della corsa. Questo non dovrebbe scoraggiarti dal diventare un corridore. I benefici della corsa superano di gran lunga i rischi, quindi correre vale ancora la pena per te. In questo capitolo, discutiamo i passi che si possono fare per evitare gli infortuni, e nel caso in cui ci si infortuni ancora dopo aver preso tutte le precauzioni, seguiremo con le tecniche su come recuperare dagli infortuni.

Come Prevenire gli Infortuni

La maggior parte delle lesioni legate alla corsa derivano da problemi di flessibilità. Per aumentare la flessibilità prima di uscire in una corsa, è necessario allungare. Infatti, è necessario allungare su base giornaliera, non solo per prevenire lesioni, ma anche per migliorare le prestazioni. Quando iniziate la vostra routine di esercizi, la vostra prima attività dovrebbe essere un riscaldamento, poi dovrebbe essere seguita dallo stretching. Quando fate stretching, dovete seguire la tecnica giusta. In primo luogo, è necessario evitare di correre attraverso la sessione di stretching. Si dovrebbe tenere ogni posizione che si prende durante il vostro tratto per almeno 30 secondi senza muoversi.

È anche necessario riscaldarsi prima di iniziare a correre e raffreddarsi dopo aver finito di correre. I riscaldamenti dovrebbero precedere le sessioni di stretching (anche se va bene mescolare con due). Le vostre sessioni di riscaldamento dovrebbero dipendere dal tipo di esercizio di corsa che intendete eseguire. Se volete correre velocemente, dovete riscaldarvi molto più a lungo. Quando vi riscaldate, state essenzialmente sciacquando via i rifiuti come l'acido lattico dai vostri muscoli, e questo riduce le possibilità di sperimentare l'indolenzimento muscolare.

Uno dei motivi principali per cui le persone si fanno male mentre corrono è che non hanno la forza e la resistenza per correre per periodi di tempo prolungati. In altre parole, i principianti possono infortunarsi perché non sono abbastanza atletici. Per rimediare a questo, dovete integrare la vostra corsa con un po' di allenamento della forza. Avete bisogno di costruire un po' di muscoli e di migliorare il vostro livello generale di atletismo per rendervi meno soggetti a lesioni. A meno che non aumenti la vostra forza fisica generale, i vostri muscoli si stancheranno abbastanza velocemente, e il risultato finale sarà un'alta suscettibilità agli infortuni, e tempi di recupero più lunghi nel caso in cui gli infortuni si verifichino effettivamente. Potreste provare a sollevare dei pesi per costruire la forza della parte superiore del corpo. È anche possibile aumentare la forza muscolare correndo su percorsi che sono impegnativi.

Potete anche ridurre le vostre possibilità di lesioni bevendo più liquidi. Se correte quando non siete adeguatamente idratati, correte il rischio di avere un esaurimento da calore. Si consiglia di bere acqua circa due ore prima della sessione di corsa per assicurarsi di essere ben idratati nel momento in cui si inizia a correre. Mentre correte, dovreste portare con voi dell'acqua in modo da poterne bere circa 7 once ogni 15 minuti circa. Inoltre, assicuratevi di bere molta acqua un paio d'ore dopo il vostro esercizio. Mentre bevete acqua, potreste anche aver bisogno di una spinta energetica, quindi potete diluire un po' di glucosio nella vostra acqua per formare una soluzione di carboidrati. Se avete accesso a bevande energetiche ricche di elettroliti, potete sostituirle all'acqua (dovete però fare attenzione quando scegliete le bevande energetiche, perché alcune di esse sono piene di calorie vuote, il che potrebbe annullare l'intera ragione per cui vi siete allenati).

Dovreste includere dei giorni di riposo nel vostro programma di allenamento. Anche se state cercando di massimizzare i benefici per la salute e la forma fisica della vostra sessione di corsa, non è saggio farlo ogni singolo giorno perché questo aumenta le possibilità di farsi male. Quando si inizia a correre, il corpo ha bisogno di un po' di tempo per adattarsi all'attività, quindi sarebbe meglio per voi saltare alcuni giorni per lasciare che il corpo si riprenda dall'esposizione ad attività intense. Se sentite ancora il bisogno di allenarvi durante i giorni di riposo, potreste provare altre attività di fitness come l'allenamento con i pesi.

Dovreste anche aumentare la vostra distanza di corsa in una lenta progressione in modo che il vostro corpo possa essere in grado di gestire lo stress molto meglio. Se si assumono esercizi intensi in rapida progressione, le possibilità di farsi male salgono alle stelle. Quello che dovete fare è iniziare in piccolo, e poi aumentare l'intensità delle vostre sessioni di corsa man mano che il corpo si adatta. La maggior parte degli esperti di fitness raccomanda che la durata, la quantità e la difficoltà degli esercizi di corsa che si eseguono dovrebbero essere aumentati di circa il 7% ogni settimana (ma dovrebbero essere mantenuti allo stesso livello per tutta la durata della settimana, non aumentati di un punto percentuale ogni giorno).

Potete anche ridurre le vostre possibilità di ferirvi avendo il giusto tipo di attrezzatura da corsa. Ciò significa che si dovrebbe correre con il giusto tipo di scarpe. Ci sono diversi tipi di scarpe disponibili per persone con diverse forme di piedi e stili di corsa, quindi assicurati di sapere in quale categoria rientri. Se andate in un negozio di sport che vende calzature per atleti, saranno in grado di esaminare i vostri piedi e dirvi esattamente di che tipo di scarpe avete bisogno per proteggervi dagli infortuni.

Alcune persone allenano i loro glutei per ridurre le possibilità di farsi male. Altri fanno schiuma alle cosce e ai polpacci per raggiungere lo stesso obiettivo. Altri ancora, allenano i loro nuclei per aumentare i loro livelli generali di stabilità, riducendo così le possibilità di lesioni. Se state considerando queste ed altre opzioni che non abbiamo menzionato qui, che va bene, fino a quando si ricorda di confermare che la scienza dietro il metodo di prevenzione delle lesioni è davvero suono.

Infine, per prevenire lesioni, è necessario ascoltare il proprio corpo. In tutto il libro, vi abbiamo incoraggiato a spingere attraverso il dolore quando state correndo in modo da estendere il vostro limite, ma qui vi diremo di imparare la differenza tra l'indolenzimento dovuto allo sforzo fisico, e il tipo di dolore che indica che avete su un infortunio in arrivo. Se avete la sensazione di essere sul punto di sviluppare una lesione, dovreste vedere il vostro medico per confermare il vostro sospetto, e dovreste seguire le istruzioni che il medico vi darà per prevenire la lesione.

Come Recuperare da Lesioni

Sfortunatamente, si può rimanere feriti anche dopo aver preso tutte le precauzioni necessarie. Quando questo accade, sarà un'esperienza dolorosa e vi sentirete un po' frustrati, soprattutto se avete un importante evento agonistico imminente per il quale vi state preparando. Tuttavia, non si dovrebbe aver paura di prendere del tempo libero per recuperare dal proprio infortunio. A volte, se si decide di spingere attraverso l'infortunio, potrebbe peggiorare tutto. Prendersi del tempo libero non significa che avete fallito come corridori, significa solo che avete il buon senso di non peggiorare un infortunio.

Dovreste ricordare che più lungo è il periodo di recupero, più terreno si perde, quindi dovreste cercare di agire rapidamente usando rimedi casalinghi per lenire la vostra ferita. Tuttavia, se il dolore persiste, non esitate a vedere un fisioterapista.

Mentre vi prendete una pausa dalla corsa per recuperare da un infortunio, potreste mantenere i vostri livelli di forma fisica facendo un po' di cross training. Potete anche consultare il vostro fisioterapista, che potrebbe consigliarvi delle attività che potreste fare senza far riaffiorare la vostra lesione. Se il vostro assistente vi dà il permesso, potrebbe essere possibile sostituire la corsa con altre attività cardio come andare in bicicletta o nuotare. Se vi state allenando come corridori, una delle migliori attività per voi mentre vi riprendete dall'infortunio sarebbe l'"aqua jogging". Questo termine si riferisce a un esercizio in cui i partecipanti "fanno jogging" sott'acqua. Con tali esercizi, non si applica abbastanza pressione sulla gamba per agitare la lesione, ma si sarà in grado di mettere in ore di esercizio che è necessario per mantenere il vostro livello attuale di fitness.

Il "ginocchio del corridore" è una delle lesioni più comuni che potete incontrare come jogger. La lesione colpisce spesso gli atleti professionisti i cui sport richiedono un sacco di corsa, ed è anche comune per i non-atleti che prendono la corsa per scopi di salute e fitness. I ricercatori hanno scoperto che questa condizione rappresenta più della metà di tutti i casi di lesioni al ginocchio nei corridori. Se si verifica questo tipo di lesione, la migliore linea di condotta sarebbe quella di fissare un appuntamento con il fisioterapista per cercare di scoprire l'entità della lesione. Potete essere in grado di dire se avete il ginocchio del corridore se sentite delle fitte di dolore, sia all'esterno che all'interno del ginocchio quando iniziate la vostra sessione di corsa. Potreste sentirvi bene mentre continuate la sessione, ma dopo aver finito, il dolore si riaccenderà di nuovo. Il dolore potrebbe tornare quando meno te lo aspetti, specialmente se stai seduto per lunghi periodi di tempo. Quando questo accade, sapreste che il problema sta peggiorando molto, e fareste bene a consultare un medico.

Si possono anche verificare lesioni che sono legate ai tendini del ginocchio. Le lesioni relative ai tendini del ginocchio spesso sorgono a causa di problemi con la forza o la flessibilità, quindi si può essere in grado di evitare tali lesioni facendo qualche allenamento di forza o allungando il muscolo prima di andare a correre. Gli adduttori costituiscono la maggior parte dei muscoli nella parte posteriore delle cosce, e questi muscoli sono responsabili della propulsione nel processo di corsa. Le lesioni ai tendini possono essere in grado di guarire da sole, ma ci vuole molto tempo per farlo. Si consiglia di riposare per un po' e di fare altre attività fisiche mentre si permette alla ferita di guarire. Tuttavia, si dovrebbe stare attenti e prendere nota dell'entità della lesione in modo da poter essere in grado di dire se si ha effettivamente bisogno di assistenza medica professionale. Se sentite una stretta costante o un dolore nella parte posteriore delle gambe mentre correte, e siete costretti a rallentare il passo nel tentativo di alleviare il dolore, allora avete a che fare con un infortunio legato ai tendini del ginocchio. Dovreste vedere un fisioterapista il più presto possibile, prima che il problema si aggravi.

Un'altra lesione comune che i corridori sperimentano è quella relativa al tendine d'Achille. Questo tendine collega i muscoli principali del polpaccio alla parte posteriore del tallone. Se il tendine si irrita un po', o se si stringe inaspettatamente, potrebbe causare molto dolore nella parte posteriore del piede. La migliore tecnica di recupero per qualcuno che sperimenta "tendinite di Achille" è applicare il ghiaccio sulla zona interessata e lasciarlo riposare per un po'. Questo spesso funziona per lenire il dolore, e per la maggior parte delle persone, è spesso sufficiente. Tuttavia, se il dolore continua a tornare anche quando non si corre in quel momento, allora si dovrebbe considerare seriamente di vedere un fisioterapista.

Si possono anche sperimentare lesioni da corsa che vengono definite "fascite plantare". Questi tipi di lesioni comportano lievi strappi e un po' di infiammazione sui legamenti e sui tendini all'interno del piede. Le lesioni si presentano spesso sotto forma di un dolore sordo accompagnato da lividi sui talloni o sugli archi dei piedi. Il riposo può alleviare il dolore di una lesione di questo tipo, ma bisogna monitorarlo per capire se si sta aggravando. Se si avverte dolore ai piedi la mattina presto quando ci si alza dal letto, bisogna sapere che è il momento di vedere un fisioterapista.

Potreste anche sperimentare lesioni dovute a condizioni come la sindrome della banda IT, stecche di tibia e fratture da stress, per tutte queste lesioni, il ghiaccio può essere un ottimo rimedio per lenire il dolore temporaneamente, ma in tutti i casi, è necessario consultare un medico se il dolore non sembra diminuire almeno poche ore dopo aver finito la sessione di corsa.

Conclusione

Grazie per essere arrivati fino alla fine di *Il Manuale del corridore principiante: Una Guida completa per iniziare a correre o a fare jogging.* Speriamo che la conoscenza che avete acquisito leggendo questo libro vi fornisca gli strumenti necessari per diventare un eccellente corridore o jogger, e vi aiuti a raggiungere tutti i vostri obiettivi di fitness.

Il prossimo passo è uscire e iniziare a correre. All'inizio sarà difficile, ma dovreste lavorare sodo per superare l'esitazione iniziale. Una volta che avrete imparato a spingervi al massimo e a superare il dolore usando i trucchi che avete imparato in questo libro, comincerete a vedere i benefici della corsa, e comincerete a raccogliere i frutti del vostro lavoro.

I più grandi corridori del mondo hanno iniziato da qualche parte. Quindi, se siete un principiante oggi e se state lottando per trovare la motivazione e la forza per iniziare, non dovete disperare. Non importa quanto le cose diventino difficili, dovete sapere che il dolore e la difficoltà sono ciò che porta a tutti i benefici che avete letto in questo libro. Avete visto che la vostra vita può essere trasformata attraverso la corsa, e avete scoperto che la corsa potrebbe anche preservare la vostra salute o addirittura salvarvi la vita. Quando il gioco si fa duro, non bisogna perdere di vista il motivo per cui si sta correndo e per cosa si sta lavorando.

Dovreste anche ricordarvi di continuare a crescere come corridore. Non rimanere stagnante. Se avete raggiunto un certo obiettivo di fitness attraverso la corsa, non pensate che sia la fine. Dovreste fissare nuovi obiettivi e iniziare a lavorare per raggiungerli. Ogni giorno, si dovrebbe lavorare per battere i propri record. Provate a correre più veloce, provate a correre più a lungo. Non smettere mai di crescere e migliorare.

Mentre trasformate la vostra vita attraverso la corsa o il jogging, non fatelo da soli. Dovreste cercare di portare gli altri con voi attraverso questa trasformazione. Se avete amici che pensate possano trarre beneficio dal fare jogging, insegnate loro quello che sapete e cercate di lavorare con loro per aiutarli ad arrivare dove siete voi. Nel libro avete imparato che quando si corre con altri, ci si può sfidare a vicenda e si può diventare tutti corridori migliori.

Correre è un'attività divertente, e più la fate, più imparerete a godervela. Anche se non siete una medaglia d'oro olimpica, dovreste imparare ad apprezzare tutti i vostri successi come corridori.

www.ingramcontent.com/pod-product-compliance
Lightning Source LLC
Chambersburg PA
CBHW071238240726
48654CB00009B/1103